27

L.n 15873.

CONFÉRENCE DU REZ-DE-CHAUSSÉE

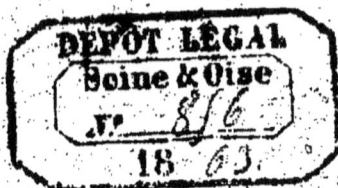

GUI PATIN

SA VIE, SA CORRESPONDANCE

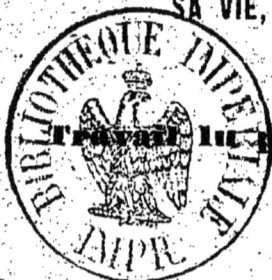

Travail lu par M. AUGUSTIN FILON

VERSAILLES. — IMPRIMERIE CERF, 59, RUE DU PLESSIS.

GUI PATIN

SA VIE, SA CORRESPONDANCE

Travail lu par M. Augustin FILON

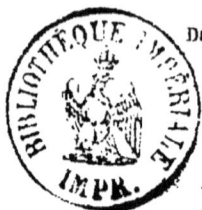

I

Il se rencontre à toutes les époques de progrès un petit
nombre d'esprits obstinément sceptiques que l'enthousiasme
n'atteint jamais, que l'impopularité ne décourage pas, et
qui, seuls, dans un siècle enivré de lui-même, montrent un
air d'incrédulité et de dédain. A travers la multitude qui ne
les écoute pas et qu'ils ne regardent guère, ils se cherchent
et se trouvent ; ils se font comme une solitude au milieu de
la foule, un sanctuaire privilégié dont les murs discrets
étouffent l'écho de leurs voix moqueuses, où ils puissent
mettre en commun leurs regrets, exhaler librement leurs
plaintes et leurs railleries. Personne ne les suit, et leur folie,
si c'en est une, n'est pas contagieuse. Élèvent-ils la voix :
un concert réprobateur accueille leur parole et les réduit au
silence. A bas les dévots du passé ! s'écrie-t-on. A bas les

hommes de routine et de ténèbres ! Heureux si on ne les lapide pas au nom de la liberté qui n'en peut mais !

La postérité rend d'ordinaire quelque faveur à ces noms couverts par l'oubli; quelquefois même, elle passe la mesure. Elle exhume et feuillette avidement leurs mémoires ou leurs lettres; elle dévore avec une crédulité complaisante tous les écrits intimes où ils ont dressé, jour à jour, contre leur époque, un réquisitoire trop passionné pour être impartial. On abuse de leur témoignage et on prend au sérieux toutes leurs boutades; on s'en fait des armes contres les grands siècles que, vivants, ils ont méconnus et calomniés. Trop longtemps oubliés par leurs contemporains, trop ardemment loués plus tard, ils ne trouvent jamais une exacte et complète justice.

L'homme qui fait l'objet de cette étude, a été un de ceux-là. Il a passé toute sa vie à s'indigner, à se moquer, à hausser les épaules ou à hocher de la tête. Il n'a vu que les misères d'un temps dont nous n'avons connu pendant longtemps que les grandeurs. Il a vécu au milieu du XVIIe siècle sans le voir. C'est un de ces éternels mécontents que rien n'émeut ni ne satisfait. On ne saurait dire en quoi il n'a pas contredit. Il n'a rien épargné ni au-dessus ni au-dessous de lui; ses amis mêmes ont ressenti son humeur railleuse. Il est jaloux, querelleur, pédant. Quand sa bile s'échauffe, il a un vocabulaire d'injures françaises et latines à sa disposition, dont il use sans mesure et sans choix. La cause qu'il défend est déjà perdue; elle est même ridicule. Avant que la philosophie et la science nous aient appris ce qu'elle vaut, la comédie nous a instruits à nous en moquer. Gui Patin est un des derniers tenants de la scolastique, un médecin suivant Galien et Fernel, un enragé docteur de Sorbonne, qu'on ne peut se représenter qu'en robe rouge et en bonnet carré comme le præses du *Malade imaginaire*.

Cependant, si la réputation du personnage ne vous effraie pas, suivez-moi dans cette petite rue sombre qui s'appelle la rue des Lavandières, près de l'Église disparue de Sainte-Opportune. Gravissez quelques marches : nous voici dans un grand cabinet, dont les murs disparaissent derrière de vastes rangées de livres. Et quels livres ! un rat ou un savant pourrait seul entamer cette bibliothèque. Là reposent toutes les thèses de médecine soutenues à Paris ou à Montpellier depuis cent ans, tous les ouvrages qui traitent de la même science, et en général tout ce qui est rare, curieux, étrange. L'antiquité grecque et latine y coudoie les plus doctes d'entre les modernes ; dans un coin obscur, où le regard ne va pas d'abord les découvrir, certains livres se dissimulent à une investigation indiscrète. Si l'on vous permet d'approcher, vous reconnaîtrez Marot, Rabelais, Montaigne, Bodin, Charron, tous livres qui, selon le maître du logis, sont « capables de prendre le monde par le nez. »

Gui Patin est assis devant la table et écrit, sans doute à quelque confrère de province : à son sourire, je devine, sans lire par dessus son épaule, qu'il vient d'écrire quelque bonne méchanceté.

Regardez cette tête sèche, pointue, aux rides nombreuses, aux lignes tourmentées. Le nez tortueux et allongé annonce un terrible penchant à la raillerie : ce nez-là respire déjà la satire. Les lèvres sont minces; les yeux petits, enfoncés, étincelants. Point de perruque : sur le front plissé du bonhomme retombent les mèches rebelles de ses rudes cheveux gris. Quant au costume, il est simple : large collerette, vêtement noir à la mode des dernières années du règne de Louis XIII.

Voilà le lieu et l'homme.

C'est sur cette table qu'il compose ses lettres, vraies satires du temps, bien autrement mordantes, amères et aggressives que celles de Boileau. C'est dans cette chambre que se réunissent quelques hommes de même esprit et de même trempe, Lamothe-Levayer, Gabriel Naudé, Gassendi. C'est là que de Thou est venu plus d'une fois. C'est une petite académie hétérodoxe, composée de purs Gaulois et de libres penseurs, qui hait, par-dessus tout, la gêne et la pruderie du jargon des précieuses. On y parle la bonne langue de Henri IV. On y glose hardiment et prudemment quand l'huis est bien clos, tout en prêtant l'oreille aux chansons de la rue sur M. le prince ou sur le coadjuteur, sur le Mazarin ou sur la belle Longueville. On s'en égaie, et l'on daube les puissances du jour. Puis, à force de rire de tout, on finit par s'attrister, et on convient qu'il est fâcheux, pour d'honnêtes gens, de vivre dans un siècle « aussi extravagant et affreux. » Enfin, on se sépare de bonne heure, car les rues de Paris ne sont pas bien sûres, le soir, pendant la Fronde, en ces malheureux temps d'émeutes et de barricades.

Mais aujourd'hui Gui Patin est seul. Approchez-vous et saluez le profondément, timidement : un peu d'embarras ingénu n'est pas pour lui déplaire. Gardez vous de le choquer, et de rien dire qui ressemble à un éloge sur l'antimoine, sur les bons pères Jésuites, les chirurgiens-barbiers, les moines-mendiants, le Mazarin ou l'école de Montpellier. Faites mieux encore : ne parlez pas. Votre silence sera d'or aux yeux de ce spirituel et intarissable bavard qui ne chôme jamais de paroles. S'il est en bonne humeur, demandez-lui de vous raconter sa vie, et il vous la dira, cette belle vie, honnête, austère et modeste, simplement et bonnement, comme il lui arriva de la dire, à un ami, dans une lettre touchante qui nous est restée.

II

« Mon lieu natal, dit Gui Patin, est un village à trois lieues de Beauvais, en Picardie, nommé Hodenc (1). Le plus ancien

(1) Telle est l'orthographe adoptée par Gui Patin. Aujourd'hui on écrit *Houdan.*

de ma race que j'ai pu découvrir a été un Noël Patin qui vivait dans la même paroisse, il y a plus de trois cents ans, duquel la famille a duré jusqu'à moi... Feu mon père s'appelait François Patin, homme de bien si jamais il en fût. Si tout le monde lui ressemblait, il n'y aurait pas besoin de notaires. »

Gui Patin raconte les mésaventures et la triste vie de cet honnête homme, avocat à Paris, puis homme d'affaires d'un grand seigneur, fixé pour jamais au fond d'un méchant village, dans une position inférieure et obscure, chargé de famille, obligé de pourvoir cinq filles, aux prises avec toutes sortes de nécessités et de soucis. « Mon frère et moi, dit Gui Patin nous avons eu le bien paternel, qui ne me vaut pas cent écus de rentes; mais ce n'est pas la faute de ces bonnes gens qui ont vécu dans les vieilles mœurs, sans avarice et sans ambition. » « J'ai céans leur portrait devant les yeux. Je me souviens tous les jours de leur vertu, et je serais bien aise d'avoir l'innocence de leur vie, qui était admirable. »

François Patin voulut faire de son fils un avocat, comme il avait pensé l'être lui-même. « A ce dessein, dit-il, il me mit au collége à Beauvais, âgé de neuf ans, puis m'amena à Paris au collége de Boncourt, où je fus deux ans pensionnaire, y faisant mon cours de philosophie. Quelque temps après, les nobles de la province, pour le récompenser d'une façon qui ne coûtât rien, lui voulurent donner un bénéfice pour moi, que je refusai tout à plat, protestant absolument que je ne serais jamais prêtre. » Les parents s'irritèrent de cette obstination inattendue et de cette horreur pour la tonsure, dans un âge où l'on n'a guère médité sur les attaches de l'état ecclésiastique, et le petit entêté resta cinq ans sans voir sa mère. Comment vécut-il à Paris, jeune, sans ressources, sans aucun moyen d'acquérir la science? Une sorte de pudeur, qui ne me semble pas déplacée, le fait glisser sur tous ces détails : il se contente de dire : « Dieu m'aida. » Bayle assure que Gui Patin exerça pour vivre le métier de correcteur d'imprimerie.

« Durant ce temps-là, continue-t-il, j'eus connaissance d'nn
homme qui me conseilla de me faire médecin. » Cet homme
était le célèbre J. Riolan, qui lui servit dès lors de protecteur
et resta toujours son ami. En 1624, Gui Patin était reçu docteur. « Alors père et mère s'apaisèrent. » En 1629, le jeune
docteur, enrichi par un brillant mariage et par une clientèle
sans cesse croissante, commence à faire figure dans son ordre. Peu à peu sans qu'il ait rien à changer à sa noble devise
« *lauri plus quàm auri.* » la fortune lui vient avec la réputation. Il ne change point sa façon de vivre, et ne quitte pas
son vieux logis. A mesure qu'il prend des années, son ori-
ginalité se développe et se caractérise. Plus il vieillit, plus
il se trouve à l'aise dans ce rôle de censeur pour lequel
il était né. Enfin la Faculté le nomme doyen en 1650. Dès
lors sa parole a plus de retentissement et d'autorité. Malheur
aux ennemis de la Faculté, à ceux qui empiètent sur ses pri-
viléges, contestent ses décisions, se révoltent contre son joug.
Le terrible doyen les poursuit avec un acharnement, une vi-
vacité de langage, une franchise d'injures qui étonnent et dé-
concertent ses adversaires. Comme il se défend contre la médecine chimique et polypharmaque! quelle énergie, quelle
passion il déploie contre l'antimoine! quelle croisade bouf-
fonne il entreprend contre les partisans de l'émétique. Il ne
meurt point de personne illustre qu'il n'attribue sa mort à
l'antimoine; il accable l'antimoine de pamphlets, de sarcasmes, voire de chansons : il publie avec Riolan le martyrologe
de l'antimoine. Après tant d'efforts, il croit son ennmi enfin
terrassé. « Personne, dit-il, ne veut plus d'émétique; et l'on
dit tout haut que les médecins ne l'emploient plus que sur
leurs femmes, quand elles sont méchantes, et qu'ils s'en veu-
lent défaire. » Mais l'antimoine se relève par un coup d'éclat,
en sauvant le jeune roi Louis XIV, pendant l'année 1657. Bien
plus : le Parlement, après avoir proscrit ce médicament par
arrêt solennel, ordonne une nouvelle enquête. L'assemblée
eut lieu le 29 mars 1666. Quatre-vingt-douze docteurs, c'est-

à-dire la majorité, se prononcèrent en faveur de l'antimoine.
Un biographe de Gui Patin prétend qu'il mourut de ce coup.

Jamais la scolastique expirante n'avait trouvé un plus intrépide champion. Jamais la Faculté de médecine n'avait eu un doyen plus zélé. Dans un procès que la Faculté intenta aux chirurgiens, il plaida lui-même la cause de sa corporation et porta la parole devant le Parlement avec une force, une abondance et une clarté, dont l'illustre compagnie se souvint longtemps. Il n'a pas assez de dédains pour ces barbiers, pour cette plèbe illettrée et impertinente qui prétend s'affranchir de la suzeraineté des docteurs ou s'égaler à eux; qui, sans l'aveu de la Faculté, se permet d'adopter la médecine chimique et d'ajouter foi à la monstrueuse hérésie d'Harvey. Cette hérésie, c'est la théorie de la circulation du sang, que Gui Patin repoussait et détestait de toute sa force et qui n'en faisait pas moins son chemin dans les esprits et sa place dans la science physiologique. La Sorbonne avait beau lancer ses foudres, l'opinion lui échappait sans retour. Gui Patin le voyait avec dépit et s'en vengeait sur ses malades qu'il saignait avec une sorte d'acharnement. Il en cite un avec orgueil qui supporta jusqu'à trente-deux saignées. En pareil cas, le malade mourait; mais c'était autant de gagné sur l'émétique. « En voilà un, pouvait dire Gui Patin, que ce coquin de Guénaut ne me tuera pas! »

C'était, il faut l'avouer, un terrible médecin, sans pitié, sans ménagement, probe et expert, mais prompt à condamner, endurci aux spectacles funèbres par l'habitude et la philosophie. Il ne sait ce que c'est que tromper ceux qui vont mourir, pleurer et louer sans mesure ceux qui sont morts. Un de ses meilleurs amis perd un frère, que Gui Patin avait connu. Il lui envoie ce compliment laconique : « J'ai regret à la mort de feu monsieur votre frère, » et tourne court, pour éviter l'hypocrisie des vaines condoléances. Lorsqu'il va perdre un être aimé, lorsqu'il voit en danger son maître, son ami, son bienfaiteur, Riolan, il ne cherche point à écarter le

5.

pressentiment d'une mort si prochaine; il dit froidement :
« Le bonhomme Riolan est bien malade. » Et quand tout est
fini, il écrit : « Enfin le bonhomme M. Riolan est mort le
lundi 19 de ce mois de février. » Un autre de ses amis, qui
depuis trente-deux ans fréquente sa maison, tombe malade :
« Il est bien vieux, usé, cassé, écrit Gui Patin, j'ai grande
appréhension que tout cela ne le mène au terrier. » C'est à
propos de ce même ami dont il envisage la perte avec tant
de calme, qu'il disait : « Quelque mine que l'on fasse, et
quelques déguisements que les hommes apportent dans leur
vie, ils ne sauraient parer ce dernier coup : la mort lève le
masque, et fait connaître que la vanité de la vie n'est qu'une
comédie assez chétive, qu'une farce assez courte, qu'une
ombre ou le songe même d'une ombre. » Quel inflexible
stoïcisme! et de quel granit étaient ces cœurs si fiers qui
montraient dans la vie privée les sentiments des héros corné-
liens! Ces âmes-là ne trouvaient pas comme nous qu'un
Horace ou qu'un Polyeucte excédât la mesure de la nature
humaine.

N'allez pas croire que Gui Patin fût un Caton. Son gouvernement domestique était ferme, sans sévérié. Il se plaint
même quelque part que sa femme maltraite les servantes.
Pourvu que l'on soit honnête et qu'on travaille, il passe tout
le reste, et, s'il prêche l'austérité des mœurs, c'est parce que
la santé et la liberté d'esprit sont nécessaires au travail. Dans
ses lettres, il s'égaie parfois avec une liberté rabelaisienne. Il
a un fond d'indulgence pour les défauts de la jeunesse, non
pour ceux qui touchent l'esprit : il déteste les présomp-
tueux et les pédants précoces, mais pour les faiblesses et les
folies qui attestent un sang vif, un cœur naïf et généreux. Il
écrit à propos d'un jeune homme qu'il aimait beaucoup et
qu'il faisait étudier auprès de lui : « Il est fort aise d'un ha-
bit neuf qu'il aura ; il en a déjà les galons qu'il montre à tout
le monde. C'est étrange chose que jeunesse. » Un jour il a
vent d'une partie de plaisir où l'on veut entraîner ce même

disciple. Il s'en inquiète, et à l'heure du rendez-vous, il emmène inopinément son élève à la campagne. Sans paraître sensible au désappointement que trahit le visage du jeune homme, il lui fait un cours de botanique en plein bois, dans ces mêmes lieux où, un siècle plus tard, Rousseau vint aussi errer, avec son herbier sous le bras ; il le promène, le distrait, l'égaie, l'intéresse, et finit par lui faire avouer qu'il s'estime heureux d'avoir passé la journée avec son vieux maître.

Il n'y a que les paresseux qui ne trouvent jamais grâce à ses yeux : la loi de la maison, c'est le travail, le travail actif et silencieux. A peine quelque fête de naissance, quelque gala périodique vient-il troubler l'ordre régulier de cette bonne et honnête vie bourgeoise. De temps à autre, Gui Patin va dîner chez ses amis de la Faculté, ou chez messieurs du Parlement, qui l'ont en haute estime. M. de Blancmesnil et l'illustre M. Talon aiment à l'avoir à leur table, et M. de Lamoignon l'emmène à Basville. Quelquefois aussi la maison de la rue des Lavandières reçoit à son tour d'illustres hôtes. Ces jours-là, toute la vaisselle brille hors des bahuts, et le vieux vin réveille au dessert la verve des malins bourgeois. L'été, Gui Patin va à sa maison des champs, à sa belle terre de Cormeilles qui lui donne de si beaux fruits. Il se retrempe et se ranime ainsi chaque année sous ce ciel large et pur, au milieu de cette campagne qu'il aime et où il a été nourri. Il convient que l'air de Cormeilles vaut toutes les drogues, et il y envoie ses enfants malades pour se faire des poumons robustes, sans leur ordonner autre chose que de jouer, courir et boire du lait.

Quand ses vacances sont terminées, quand les vendanges de Cormeilles sont faites, Gui Patin ne quitte plus guère son étude. A l'occasion du mariage de son fils Robert, il se laisse entraîner à Saint-Denis avec toute la noce, visite l'église et le souterrain, taquine un vieux moine qui lui explique les sépultures, et revient au plus vite vers ses livres et ses ma-

lades. Les livres ! encore n'en usait-il pas toujours suivant
son plaisir. Il résistait aux appels de ses bons amis, Cicéron,
Tacite, Montaigne, Érasme, Scaliger. Il les gardait pour les
heures de distraction et de loisir. Il écrit à un de ses amis :
« J'ai fait la débauche en lisant Sénèque. » On conçoit qu'un
pareil homme ne se mît pas même à la fenêtre pour voir
passer les masques et ne s'associât jamais aux joies popu-
laires. Le jour de l'an, le carnaval, la mi-carême lui inspirent
de sombres réflexions et les échos du plaisir viennent l'attrister au fond de son étude. « Jamais, écrit-il en 1607, c'est-
à-dire quinze ans après la Fronde, sous le ministère de Colbert, jamais le monde ne fut si pauvre, ni si misérable, de
mémoire d'homme. Et néanmoins la ville est pleine de fous
qui courent la rue comme des corybantes, masqués et non
masqués, tandis que les gens de bien prient Dieu dans les
églises ou sont cachés dans les maisons. » Et quelques jours
après, il s'écrie : « Enfin, nous avons passé la fête des fous. »
Gui Patin est curieux et n'est point badaud. Il trouve moyen
de tout savoir sans tout voir : il néglige tout ce qui est baga-
telle, amusement plébéien, frivole spectacle. Il va voir l'en-
trée du roi dans Paris après la Fronde, n'est point ébloui par
l'éclat du cortège, ni étourdi par les vivats, et s'en revient
tout rêveur, songeant aux misères du temps et à la vanité des
pompes royales. Il a besoin de ne pas sentir comme la foule,
Nil admirari, c'est sa maxime : il l'avoue avec une sorte
d'affectation. Tout ce qui met les autres en joie le rend bourru
et chagrin ; en revanche, il ne redoute pas d'assister à une
exécution criminelle ; il y mène son cher disciple, Noël Falconet : « On nous donna, dit-il légèrement a ce sujet, on nous
donna une chambre de la fenêtre de laquelle il vit toute la
cérémonie de ce mystère de défaire les hommes pour leurs
crimes. »

Il ne croyait pas que la dignité de sa profession lui per-
mît d'aller à la comédie. Les tragédies de Corneille, c'était là
un frivole divertissement pour l'austère docteur. Il enregistre

dans ses lettres l'apparition du moindre pamphlet pour ou contre l'antimoine; mais la première représentation du *Cid* ou de *Nicomède* n'est pas un événement d'importance à être consigné dans sa petite gazette. Il parle quelque part de M. Pierre Corneille : « un illustre faiseur de comédies. » Il sait à peine qu'il existe quelque part un impertinent du nom de Molière qui traduit sur la scène les médecins, la Sorbonne et Aristote, qui se joue du doyen et des docteurs, leur fait débiter mille sottises, et, chose plus grave, en mauvais latin. Si Gui Patin s'est amusé de ces attaques si folles et si gaies, s'il a été dans un coin du parterre, rire à ses dépens et applaudir à sa propre parodie, il devait s'en cacher comme d'un crime; auprès de ses austères amis. Un homme qu'il se vante d'aimer et d'admirer, qu'il loue à tout propos et sans mesure, c'est Saumaise, le grand, l'incomparable Salmasius. Il voudrait que l'Europe entière prît le deuil lorsque les lettres perdent Saumaise. De toutes les morts qui se trouvent annoncées dans les lettres de Gui Patin, et elles sont nombreuses, il n'en est pas une qui lui ait arraché des regrets plus vifs ni de plus longues doléances. Il est un autre écrivain, qu'il n'a jamais connu, mais qui lui est bien cher, c'est Pascal. Les *Provinciales* sont écrites d'un style âpre et vigoureux que Gui Patin entendait et goûtait à merveille. Hors ces noms que nous venons de citer, et quelques autres qui reviennent souvent sous sa plume, ceux de Ménage, de Chapelain, de Balzac, de Lamothe-Levayer, de Naudé, de Gassendi, il ne s'occupe guère des auteurs ni des grands événements de la république des lettres. Du moins, il est loin de leur attribuer l'importance qu'ils ont aujourd'hui à nos yeux. Il ne croit pas qu'il se passe rien qui vaille la peine d'être noté hors de ce monde si docte de la Sorbonne et du Palais; il ne croit pas que ses contemporains, ces personnages qu'il voit tous les jours, avec lesquels il cause, soupe, se promène, dont il se moque si librement, fassent jamais figure de grands hommes dans l'histoire. Son siècle,

un grand siècle! il rirait de cette idée. Aussi ne lit-il point
les œuvres des hommes de son temps; mais il fait ses délices
du seizième siècle et de l'antiquité, de Montaigne, de Juvé-
nal, de Cicéron et du bonhomme Horace. Au dessous de son
grand crucifix, il a placé les portraits d'Érasme et de Scaliger, ses saints, ses demi-dieux, auxquels il veut qu'on rende
un culte gai et profane « en vidant quelques bouteilles de ce
bon petit vin de Beaune. »

III

Cette étrange association, ces divinités suspectes, ce pa-
ganisme de lettré, tous ces détails font reconnaitre en Gui
Patin un homme du seizième siècle; il a vécu trop tard parmi
des générations disciplinées et dociles au double joug de la
monarchie et de la foi. De là, deux accusations d'une gravité
très-inégale, mais qui, au dix septième siècle, sont associées
dans une même réprobation. On l'a cru républicain et athée.
Examinons d'abord le grief religieux.

Évidemment l'esprit de la réforme a influé sur Gui Patin.
Est-il huguenot? je ne l'affirme pas; mais je remarque qu'il
enregistre avec une certaine amertume toutes les conver-
sions opérées par le catholicisme dans le sein du calvinisme.
Il ne manque point de les attribuer aux arguments temporels
qui appuient l'éloquence des convertisseurs. Il souhaite aux
ministres, devenus moines, « quelques bons et gras mor-
ceaux qui sorte de la cuisine du purgatoire, » et il s'égaie sur
les indulgences. Turenne, qui va à la messe, n'échappe pas
à ses sarcasmes. Il dit quelque part : « Luther et Calvin nous
ont ôté le purgatoire; si l'on nous ôtait aussi l'enfer, nous
serions comme rats en paille. » Je trouve dans une lettre

cette anecdote : « Le cardinal de Richelieu, qui aimait assez
à rire lorsqu'il n'était point tourmenté de sa bile noire, de-
manda un jour au docteur Mulot, son confesseur, combien
il fallait de messes pour tirer une âme du purgatoire. Le docteur lui répondit que l'on ne savait pas cela, et que l'Église
ne l'avait pas défini. Le cardinal lui répliqua : « C'est que
» tu n'es qu'un ignorant; je le sais bien, moi. Il en faut
» autant qu'il faudrait de pelotes de neige pour chauffer un
» four. » — Ne voilà-t-il pas de bonnes gens qui se mo-
quent ainsi de ce saint et sacré feu qui fait si heureusement
bouillir leur marmite. » Il parle en beaucoup d'endroits de
Rome et du souverain pontife avec une liberté et une violence qui trahit, sinon sa secte, du moins ses tendances. Il se
plaint que la peste en Italie ait enlevé beaucoup de médecins
et respecté le sacré collége. « La peste, dit-il, a épargné le
pape et les cardinaux ; sans doute qu'elle les a trouvés plus
méchants qu'elle. » Gui Patin invective sans cesse contre les
ordres mendiants. Malheur au pauvre frère quêteur qui ve-
nait frapper à la porte de maître Patin : le mieux qu'il pût
souhaiter était assurément de s'en retourner sans avoir rien
reçu.

Mais il réserve tout le vif de sa haine et de son mépris
pour les jésuites : *Nigrum agmen Loyoliticum.* Il invente
chaque jour une épithète nouvelle pour l'accoler au nom des
malheureux casuistes, de ces carabins de saint Ignace, comme
il les appelle le plus ordinairement. Ses traits et ses malices
sont innombrables. On ne trouverait peut-être pas de lettre
un peu considérable où il n'invente quelque histoire, ne ré-
pète quelque propos sur ces bons pères. Il apprend un jour
le départ de quelques missionnaires jésuites pour l'Amérique,
et s'écrie : « Je voudrais que toute l'espèce, et tous les individus, et les moines, et les moinillons y fussent tous dans
l'eau jusqu'au cou. Ah ! qu'ils seraient bien là ! ah le beau
déblai de chétive marchandise ! que l'Europe serait heu-
reuse ce jour-là. »

Gui Patin dévore avec tout Paris les petites lettres de Louis de Montalte. Il triomphe de toutes les victoires que remporte sur ses adversaires le théologien janséniste, « ce précieux ennemi des jésuites, » comme il l'appelle. A chaque argument nouveau, il s'écrie : « Bons pères, parez donc celui-là ! » A force de haïr les jésuites, il est presque janséniste. Cependant, quand Port-Royal invoque l'intervention visible de Dieu en sa faveur, en publiant partout le fameux miracle de la sainte Épine, qui eut lieu sur la personne de Marguerite Périer, nièce de Pascal, Gui Patin est médiocrement ému, malgré les certificats extrêmement respectables qui constatent le fait. Les jansénistes le mettent vraiment dans l'embarras. Il faut ou se ranger au parti de ses ennemis, ou croire ce qu'il n'a jamais cru. Il se décide, tant il est inconséquent et passionné, il se décide en faveur du miracle, mais d'une façon qui ne le compromet guère comme vous l'allez voir. « Quelques-uns, dit-il, m'ont demandé mon avis. J'ai répondu que c'était peut-être un miracle que Dieu avait permis d'être fait au Port-Royal, pour consoler ces pauvres bonnes gens qu'on appelle des jansénistes, qui ont été depuis trois ans persécutés par le pape, les jésuites, la Sorbonne et la plupart des députés du clergé, et aussi pour abaisser l'orgueil des jésuites qui sont fort insolents, à cause de quelque crédit qu'ils ont à la cour. »

Cette incrédulité en matière de miracles provient surtout d'une tendance excellente à débarrasser la science positive des superstitions dont elle est encombrée. N'est-ce pas l'abus du surnaturel, la créance donnée sans contrôle aux imaginations les plus extravagantes qui trouble et corrompt les sciences physiques et naturelles jusqu'au commencement du dix-septième siècle, jusqu'à Bacon. Quant au dogme théologique, Gui Patin est plein de foi. Il l'a dit à plusieurs reprises, et si ses libres moqueries mettent en pièces la forme du catholicisme, elle respectent le fond immuable et divin du christianisme. Je ne justifie certes pas ses injures perpé-

tuelles contre les ministres et les pratiques de la religion ;
je ne les trouve ni sensées, ni honnêtes ; mais je défends Gui
Patin contre le soupçon d'athéïsme. Plus de vingt fois, sans
qu'il y songeât, ses paroles ont réfuté d'avance cette accusa-
tion. « En notre religion chrétienne, dit-il, je crois comme
nous devons croire, beaucoup de choses que nous ne voyons
point ; mais c'est par le moyen de la foi qui nous y oblige ;
mais en fait de médecine, je ne crois que ce que je vois. » Il
dit ailleurs : *Credo in Deum Christum crucifixum, etc., de
minimis non curat prætor.* Sans doute, comme l'a dit Bayle,
son symbole n'est pas chargé de beaucoup d'articles, mais
son âme est profondément religieuse. Elle a dans les grandes douleurs des élans rapides vers Dieu, qui attestent une
sincère conviction. Il est trop dégoûté de son temps pour ne
pas avoir le sentiment et l'espoir de l'autre vie. Cette pensée
revient parfois dans ses lettres, où elle jette comme une lueur
douce et qu'elle empreint d'une résignation grave et chrétienne, exempte d'affectation et d'ironie. Gui Patin avait une
croyance, une croyance intérieure et cachée qui était le principe de toutes ses actions. Il n'est guère possible de penser
qu'il fût catholique. Je crois qu'il adhérait au calvinisme
sans en avoir jamais fait profession. Ses admirations comme
ses dédains, sa liberté comme son austérité, ses paroles
comme sa vie, tout concourt à me le persuader.

Son sentiment politique est tout d'abord aussi malaisé à
discerner au milieu des jugements divers et partiels qu'il
porte sur les hommes et les circonstances. Il ne faut pas
trop s'inquiéter de la grande tendresse qu'il fait paraître
pour la république romaine. C'est, je crois, un amour tout
platonique et rétrospectif, qui était partagé par beaucoup
de lettrés de son temps et qui n'en fit jamais des Brutus. Un
jour, après dîner, étant un peu échauffé, comme il se pro-
menait avec M. le Premier Président dans les beaux jardins
de Basville, en dissertant sur les dernières journées de la liberté romaine, Gui Patin s'écria : « Si j'eusse été lorsqu'on

tua César dans le sénat, je lui aurais donné le vingt-qua-
trième coup de poignard. » Un biographe s'enflamme sur
ce mot et s'écrie à son tour « Gui Patin était de cette école
politique dont le *contrat social* a formulé depuis le symbole ;
une fibre républicaine, ardente et vive, résonnait certaine-
ment dans ce cœur là, » puis l'imagination aidant, il lui fait
démolir la Bastille. Je ne sais ce qu'eût fait et pensé Gui
Patin en 1789, et je me soucie peu de cette hypothèse inutile,
mais j'affirme que le véritable Gui Patin de 1660, n'est pas
républicain.

Plus on s'enfonce dans l'étude des caractères et des mœurs
de ce temps-là, plus on se convainc d'une vérité souvent
contestée : c'est que le sentiment monarchique est alors profondément enraciné dans les esprits, et que l'attachement à la
royauté est considéré à la fois comme un devoir inviolable
et comme une affection naturelle, analogue à celles qui unis-
sent entre eux les membres de la famille. On croit être sujet,
comme on est père, fils ou mari. La plupart des français dé-
testent alors la révolution d'Angleterre et ne songent certai-
nement pas à imiter l'exemple de leurs voisins.

Je n'hésite pas à l'affirmer, Gui Patin croyait au droit divin : il ne fallait rien moins que cette foi robuste pour résis-
ter au spectacle de tant de fautes, d'abaissements et de misères, pour rester royaliste, au milieu des malheurs publics,
pendant la Fronde, pour rester royaliste sous Louis XIV,
malgré les persécutions dont Colbert accable la famille de
Gui Patin. Pendant les troubles, il fait cause commune avec
ses bons amis du parlement. Mais il ne s'agit que de sauver
le roi des griffes du Mazarin, qu'on s'accorde à détester ; et,
ce n'est pas là l'artifice d'un démagogue qui simule d'abord
le respect de l'autorité pour ménager les vieilles superstí-
tions. Les parlementaires sont sincèrement royalistes. Il y a
là une classe moyenne, organisée depuis longtemps, petite
noblesse de robe, bourgeoisie riche et lettrée, qui nourrit
une haine mortelle contre la grande aristocratie territoriale,

et croit son heure enfin venue. Ces gens-là ne sont pas, quoi qu'on puisse dire, des libéraux. On ne l'est point quand on demande non la liberté et l'égalité pour tous, mais des privilèges et du pouvoir pour soi et pour sa classe. Louis XIV, qui prit des ministres de médiocre qualité et s'aida des bourgeois dans son gouvernement, réalise l'idéa de Gui Patin.

Lorsqu'il parle du roi, il est parfois grondeur et familier, comme les vieux serviteurs; libre dans ses critiques sur les actes et les personnes des princes; jamais irrespectueux envers le principe d'autorité. Hors de là, point d'individus ni de classes devant qui s'arrêtent ses sarcasmes. Il plaint et il aime le peuple à sa manière : « bon peuple! pauvre peuple! peuple imbécile! » Il a pour lui plus de compassion que d'estime. Encore, a-t-il laissé échapper ce mot si dur : « le peuple se plaint toujours, tant il est bête! » Pour la noblesse, laïque ou ecclésiastique, débauchée ou ambitieuse, il la traite sans pitié. Il n'épargne pas un ministre : Richelieu, Mazarin, Colbert lui-même, sont tour à tour raillés et injuriés. Il ne pardonne pas au premier l'exécution de de Thou et de Cinq-Mars, qui, selon son expression, *eurent le collet rouge en* 1642; à plusieurs années de distance, il s'enflamme d'indignation en parlant du bûcher d'Urbain Grandier « ce pauvre prêtre qui valait mieux que son bourreau, » ce prétendu sorcier, immolé au ressentiment du cardinal et aux lâches terreurs du vulgaire. Pour Mazarin, il ne le nomme point sans colère, « ce comédien à rouge bonnet, ce filou teint d'écarlate, cet italien damné, dont les parents sont venus maigres de leur pays, pour s'engraisser en France, » il lui souhaite tous les maux possibles et se réjouit franchement chaque fois qu'il meurt un Mancini ou un Martinozzi. Il poursuit encore le Mazarin après sa mort. Il écrit, en juillet 1661 : « la paix est faite, le roi est marié, mais les impôts ne diminuent point. Voilà la suite des mauvais conseils de ce filou malheureux qui mourut le 9 mars passé; qui n'a eu

pitié de personne, pas même en mourant. Cette sangsue n'a
eu soin que de ses nièces, et de tirer à soi le dernier quart
d'écu de la France. »

Vous le voyez, ce bourgeois huguenot en veut aux inter-
médiaires qui lui cachent le roi comme à ceux qui lui cachent la Providence. Il ne se soumet qu'à ces deux pouvoirs
supérieurs. Toute sa politique et sa religion se résument dans
un vieux proverbe : il vaut mieux avoir affaire à Dieu qu'à
ses saints.

IV

C'est à d'intimes amis qu'il livrait ainsi le secret de ses
opinions. Ces feuilles, que tant de curieux ont parcourues,
n'étaient destinées qu'à instruire quelques médecins de province des événements de Paris. C'était une petite gazette au
jour le jour, où les faits venaient s'entasser un peu au ha-
sard, accompagnés de réflexions, dont la couleur gaie ou
triste, ironique ou grave, variait avec l'humeur du fantas-
que rédacteur. Gui Patin recevait de temps en temps de vifs
compliments sur ses piquantes épîtres, sans paraître les ac-
cepter. Un jour il apprit qu'elles passaient de main en main
et divertissaient beaucoup de monde ; il en fut étonné et
troublé. Cette réputation à laquelle il ne pouvait échapper
lui ôta quelque chose de sa liberté d'esprit et de style ; s'il se
piquait d'écrire et de parler admirablement en latin, il ne
songeait pas à devenir un écrivain dans sa propre langue ;
« la postérité, disait-il, se passera aisément de mes écrits,
aussi n'ai-je pas beaucoup d'envie d'en laisser. Il n'y a que
deux sortes de gens qui écrivent, les sages et les fous. Je
me connais pour n'être ni l'un ni l'autre. »

Il écrivait donc sans effort. C'était là son repos et son dé-
lassement. « Je vous envoie, dit-il, des marchandises assez
mêlées, » et il se flattait tout au plus d'amuser ses amis,
comme il s'amusait lui même, en ramassant ses souvenirs de
la semaine. Les événements publics ou particuliers, ceux qui
agitaient la France et ceux qui ne troublaient que la rue des
Lavandières Sainte-Opportune, tout ce qu'on disait, tout ce
qu'on faisait autour de lui au Louvre, au Palais, à la Sorbonne, dans la rue : ici on se battait pour l'antimoine, là
pour la paulette; le Mazarin avait réduit les rentes; made-
moiselle Patin avait fait les vendanges à Cormeilles ; un dîner,
une chanson, un duel, une thèse, un homme pendu, c'en
était assez pour remplir une lettre et réjouir, étonner ou
scandaliser ces bonnes gens de Troyes et de Lyon. De temps
en temps, à travers ce désordre, cette rapidité dévorante,
cette impatience qui accumule les nouvelles les plus dispa-
rates, le docteur s'arrête pour disserter, comme s'il était en
Sorbonne, le latin pleut dans ces pages pédantesques, et les
citations tombent dru comme la grêle en mars. Sa phrase
gauloise, alerte et saccadée, affecte l'air solennel et mesuré
d'une harangue. C'est un cheval lancé au galop qui prend le
pas d'une mule ecclésiastique.

A coup sûr, si madame de Sévigné est le modèle du genre,
Gui Patin n'est pas un grand épistolier. Il n'a point la grâce,
le caprice, la légèreté brillante, l'art de cacher ou de brus-
quer les transitions. Il ne choisit pas trop ses sujets, s'arrê-
tant longtemps sur un fait sans valeur, effleurant un autre
qui nous intéresse ; tantôt concis jusqu'à la sécheresse,
tantôt abondant jusqu'à la prolixité ; il mêle sans cesse le petit au grand, le vrai à l'absurde, les menus propos aux
grandes nouvelles. Malgré tout, ces lettres laissent une im-
pression profonde : elles attachent, elles surprennent, elles
font rire, elles font songer. La langue en est vieillie, même
pour 1650. Gui Patin se complaît dans l'emploi de certains
termes surannés qui ne sont pas sans grâce. Cette langue

sert à merveille sa verve bizarre et capricieuse; elle lui prête ses mots hardis et sonores, francs et libres comme les servantes de Chrysale, des mots qui appellent les choses par leur nom et parlent

« Tout droit comme on parle cheux nous. »

Oui, je l'avoue, Gui Patin aime les gros mots, Gui Patin doit déplaire aux siècles amoureux de la périphrase ; il eût déjà été dépaysé dans cette prose pure et régulière, si bien disciplinée par l'Académie et les écrivains du siècle de Louis XIV. Il faut songer que ses lettres n'étaient point destinées aux cercles de la place Royale, aux précieux et aux casuistes du beau langage. Gui Patin n'est pas un bel esprit.

Ses lettres ont-elles une valeur historique ? nous n'avons guère besoin de nous faire cette question maintenant que nous connaissons l'homme. Nous savons qu'il altère souvent la vérité par passion, par esprit de parti ou de secte. Peut-on attendre des informations d'un homme qui traite de coquins et de fripons ses adversaires scientifiques, qui juge digne des galères quiconque pense autrement que lui sur l'antimoine ou sur la question de la circulation du sang? C'est un témoin à charge contre le dix-septième siècle, et il mérite d'être entendu précisément parce que sa déposition est contraire à celle de tous les contemporains. Mais s'il excite la curiosité, il ne commande pas la croyance au même degré. La violence de ses attaques contre son siècle fait douter de leur justesse; de vagues et banales accusations, répétées à toutes les époques par des esprits mécontents, prouvent tout et ne prouvent rien. Qui croira que ce temps « ait été la lie des siècles, » qui acceptera cette condamnation sommaire, portée par Gui Patin : « Dieu nous a réservés pour un sot et malheureux siècle; je n'y vois presque que de la malice et de l'abus. »

Remarquons pourtant que les plus grands mensonges de

Gui Patin sont des mensonges d'omission. Il dit le mal et
tait le bien. La médaille a un revers : Gui Patin ne l'a jamais regardée que de ce côté-là. Le temps où il a vécu, le
temps de sa maturité, est la plus mauvaise époque que le
dix-septième siècle ait traversée. Entre la mort de Richelieu
et l'avénement de Louis XIV, se place une période de vingt
années. La fronde, cette distraction de duchesse ennuyée,
coûta cher au pays. La misère du peuple des campagnes
ne peut s'exprimer ; celui des villes n'était guère plus heureux, et toutes ces souffrances n'étaient pas apaisées quand
survinrent la guerre de Hollande et les emprunts de Louis
XIV, ces grandes saignées par où se perdit la substance de
la nation et s'appauvrit ce corps vigoureux. Gui Patin nous
fait sentir ce que l'histoire n'apprend pas toujours : que les
traités de paix, les fiançailles royales, les cadeaux de pro-
vinces, les réconciliations et les embrassades princières ne
mettent pas fin aux maux que la guerre a causés. Au milieu
de ce concert d'optimistes, au milieu de ces louanges que
le dix-septième siècle se prodigue à lui-même, ne nous ef-
frayons pas des exagérations contraires de Gui Patin ; écou-
tons cette seule voix, qui nous apporte la plainte vague et
lointaine des foules écrasées et misérables.

V

Depuis 1654, Gui Patin était professeur au collége de
France : il avait hérité de la chaire de médecine de son ami
et de son maître, Jean Riolan. Il la résigna à son tour en
1667 en faveur de son fils aîné, Robert Patin. Mais Robert
Patin était atteint d'une phthisie. Sa santé qui avait toujours
été mauvaise, parut tout à fait chancelante au printemps de

l'année 1670. Gui Patin l'emmène aussitôt dans sa chère maison de Cormeilles. Il écrit à Falconet : « je prie Dieu qu'il nous assiste de ses grâces et qu'il veuille enfin avoir pitié de nous : c'est un méchant métier que d'être père. » La maladie s'aggrave ; un cri de douleur, un seul cri, échappe au stoïque docteur : « Mon Dieu, s'écrie t-il avec une profonde oliémon, mon Dieu, que de malheurs en la vie » et quelques jours après, il écrit : « Enfin, monsieur, je suis désolé. Mon fils aîné est mort le premier juin, Dieu veuille avoir son âme ; il est mort bon chrétien, avec grand regret de ses fautes..... il est enterré auprès de sa grand'mère maternelle et de son frère dans la chapelle de Notre-Dame près du chœur. *Quiescat in pace*... Il laisse trois garçons ; dont l'aîné passe neuf ans, et duquel j'espère quelque consolation ; d'autant qu'il a bien de l'esprit, qu'il apprend bien, et qu'il est fort gentil. Nous en ferons ce qu'il plaira à Dieu, qui tient en sa main la bonne et la mauvaise fortune des hommes. »

Un autre coup allait le frapper. Charles Patin, son fils bien-aimé, dont il vante sans cesse les talents et la science, fut exilé pendant cette même année 1670 pour un motif qui est resté ignoré. Le pauvre père alla fatiguer les ministres de ses supplications. On demeura inflexible.

Dès lors, la maison de Gui Patin est déserte. Il y a long-temps que tous ses amis sont morts, Naudé, Riolan, Saumaise, Gassendi. De ses deux fils, Dieu lui a pris l'un et le roi lui a ôté l'autre. Il ne paraît plus à la Sorbonne, où d'étranges nouveautés l'attristeraient. Il est temps pour lui de mourir. Il est épuisé de corps, abattu d'esprit. Ce siècle si beau, si jeune, si éclatant, il l'aperçoit à travers les ombres de la maladie et de la douleur. Ses yeux affaiblis ne voient qu'un crépuscule dans ce brillant midi : « adieu, la bonne doctrine, écrit-il ; Descartes et les chimistes ignorants tâchent de tout gâter tant en philosophie qu'en bonne médecine. » C'est sa plainte suprême ; car cette lettre est la dernière qu'on ait retrouvée de lui. Il succomba à la suite d'une pleurésie au mois d'août 1672; on l'inhuma dans l'église de Saint-Germain l'Auxerrois, sa paroisse, où je n'ai pu retrouver aucune trace de sa sépulture. Il n'existe ni inscription, ni pierre tombale qui indique la place où reposent ses os.

VI

En terminant cette étude, je me trouve embarrassé pour donner un ensemble aux traits différents de cette physionomie singulière. C'est que Gui Patin est multiple et contradictoire, et qu'il échappe à la sévérité d'un jugement précis. Nul ne représente mieux l'esprit d'opposition, si fécond et si courageux, lorsqu'il défend une grande idée contre les persécutions de la routine, si malfaisant, quand il se consume dans des querelles misérables sans profit et sans grandeur. Adversaire des jésuites, Gui Patin n'est pas janséniste; ennemi des grands, il n'accorde au peuple qu'une méprisante pitié. Il déteste les gens de finances qui « mangent la France, » et il soutient Fouquet tombé contre Colbert, « le mignon de la fortune. » Il n'aime pas mieux la fourberie de Mazarin que la morgue du vainqueur de Rocroy. Il a besoin de contredire à la fois les hommes et le sort. Il a l'horreur et le mépris des gros bataillons, de la foule ignorante et aveugle; il veut être de la minorité quand même, et ne hait pas être seul de son avis. Il était homme à s'écrier comme Phocion : « J'ai donc dit une sottise, ô Athéniens, que vous m'applaudissez. » C'est comme une manie de vivre et de penser à l'écart pour soi et différemment des autres. Il eût pu composer, dans ses loisirs de Cormeilles, un livre dans le goût d'Erasme, de Montaigne et de Charron; il se réserve à quelques amis dont l'assentiment et la discrétion lui sont assurés. Cantonné

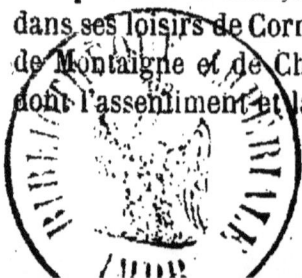

6

dans son double égoïsme de famille et de corporation, il n'a pas plus répandu son esprit que sa vie. Nul ne saurait dire si ce fut prudence, impuissance ou dédain ?

Tantôt il devance son siècle par le mépris des superstitions ; tantôt il recule vers le passé, par son attachement aux traditions de l'Ecole. Il est indépendant sans être libre : car il oppose l'intolérance à l'intolérance, et ne veut la victoire de son parti que pour en user despotiquement. A coup sûr, il n'est pas de son temps. On peut dire qu'il joint le seizième siècle au dix-huitième, qu'il a une main dans la main de Montaigne et qu'il tend l'autre à Pierre Bayle, le précurseur de Voltaire.

Lorsqu'on s'est arrêté quelque temps devant cette figure austère, qu'on a admiré le savoir profond, l'esprit étincelant, les mœurs douces et les paroles amères de ce bourru excellent, qu'on s'est plu au spectacle de cette vie bourgeoise simple, aisée, abondante, et dans la familiarité des hôtes de la maison, on éprouve le besoin de sortir de la rue des Lavandières-Sainte-Opportune, d'entendre d'autres propos, d'apercevoir d'autres horizons. Ne me parlez plus de la grande guerre entre le parti de la saignée et le parti de l'émétique ! Que m'importe que Guénaut soit un coquin, que les chirurgiens barbiers soient des fripons et des ignorants ! on est rebuté par les petits détails sur de petits personnages ; surtout on est glacé par la moquerie. L'excès même du scepticisme et l'abus de la satire réveillent dans l'âme le besoin de croire et d'admirer. Alors, on revient aux esprits véritablement grands, à ceux qui respectent leur temps, qui l'aiment et le plaignent au milieu de ses épreuves et malgré ses fautes.

Nous aussi, nous entendons répéter autour de nous que tout menace ruine ou s'est écroulé, que la décadence est dans l'art, dans la littérature et dans les mœurs. Toutes ces voix moqueuses ou sinistres jettent dans l'âme un profond et stérile découragement. Quand ces prophètes auraient raison, ils n'en seraient pas moins à plaindre. Pénible métier, qui

consiste à dire chaque fois que paraît un inventeur ou un
poète : « Sa machine ne réussira pas, » ou, « l'haleine va lui
manquer ! » Triste vie, qui se consume à rebuter les autres,
à se désespérer soi-même ! Au contraire, ils sont heureux,
bienfaisants et pacifiques, ces grands cœurs qui s'obstinent
à espérer. Ce n'est pas qu'ils soient insensibles à l'attrait du
passé, et ne soient saisis parfois, comme les autres hommes,
d'une auguste mélancolie en songeant aux victimes que le
progrès écrase et aux ruines dont il jonche le sol. Mais ils
regardent l'avenir avec une invincible sérénité, qui ranime
et rassure les âmes, pauvre troupeau errant, troublé, endo-
lori. Comme ceux qui vont avant le jour sur la montagne
pour voir lever le soleil, ils guettent l'aube des jours meilleurs; aussi leur front s'illumine avant tous les autres et re-
flète le premier rayon qui blanchit le ciel.

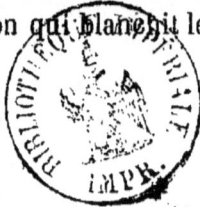

12